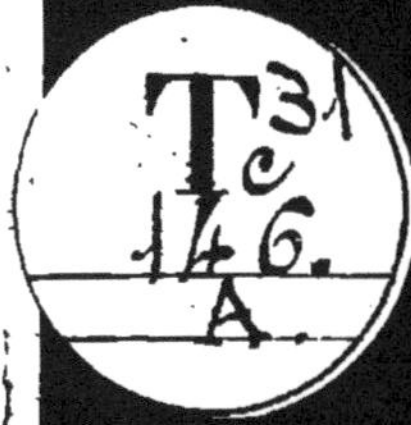

GUIDE PRATIQUE

DE

L'ALIMENTATION

DU NOUVEAU-NÉ

AU SEIN OU AU BIBERON

PAR LE Dr A. CARON

Chevalier de la Légion d'honneur; Membre de la Société de médecine
pratique de Paris, de la Société académique de l'Oise,
de plusieurs Sociétés médicales françaises et étrangères, etc.

> Boire et manger toujours ne porte pas profit
> C'est par digestion, que l'aliment nourrit.
>
> A. C.

DEUXIÈME ÉDITION

PARIS

CHEZ GERMER BAILLIÈRE,

17, RUE DE L'ÉCOLE-DE-MÉDECINE

CHEZ L'AUTEUR, 22, RUE DU BOULOI.

1873

GUIDE PRATIQUE

DE

L'ALIMENTATION

DU NOUVEAU-NÉ

CLICHY. — IMPRIMERIE DE PAUL DUPONT, 12, RUE DU BAC-D'ASNIÈRES.

GUIDE PRATIQUE

DE

L'ALIMENTATION

DU NOUVEAU-NÉ

AU SEIN OU AU BIBERON

PAR LE Dʳ A. CARON

Chevalier de la Légion d'honneur; Membre de la Société de médecine
pratique de Paris, de la Société académique de l'Oise,
de plusieurs Sociétés médicales françaises et étrangères, etc.

Boire et manger toujours ne porte pas profit,
C'est par digestion, que l'aliment nourrit.

A. C.

DEUXIÈME ÉDITION

PARIS

CHEZ GERMER BAILLIÈRE,

17, RUE DE L'ÉCOLE-DE-MÉDECINE
CHEZ L'AUTEUR, 22, RUE DU BOULOI.

—

1873

AVIS AUX LECTEUR

La première édition de ce livre étant
entièrement épuisée, nous avons cédé aux
encouragements de nos lecteurs pour le
rééditer avec les modifications que l'expérience et la pratique de chaque jour nous
autorisent à considérer comme la véritable
barrière à opposer à la grande mortalité de
l'enfance ; et comme le meilleur enseignement à donner aux jeunes femmes dont la
religion a trop souvent été mise en défaut
par l'indifférence des médecins et tout particulièrement, aussi, par l'égoïsme sans
cesse croissant des chefs de famille, qui
ne savent plus se complaire dans les édifiantes aspirations de la paternité : tous

s'efforçant aujourd'hui de présenter les obligations de la mère nourrice comme le fléau de la civilisation moderne, la source de toutes les maladies constitutionnelles du sexe, quand au contraire tout prouve que cette mission, ce devoir religieusement accompli, est le plus solide rempart de la moralisation, du rétablissement des liens de la famille et de la société toute entière.

Il y a vraiment trop longtemps que la science d'élever les enfants ne consiste que dans la transmission du commérage des femmes, et la prépondérance de certaines coutumes populaires qu'aucune raison hygiénique ne saurait justifier.

Le temps est bien venu, où tous les médecins, toutes les familles doivent comprendre la nécessité de soumettre ces importantes questions au contrôle d'une très-sérieuse et très-profonde appréciation scientifique. Aussi, nous espérons bien voir très-prochainement tous les éminents praticiens répéter avec nous, que le meilleur remède à la grande majorité des maladies de la première enfance, que le frein le plus puissant que l'on doive opposer à cette prodigieuse mortalité des premiers âges, repose sur l'étude approfondie et raisonnée de la Puériculture !

De la femme, à quoi bon, égoïstes époux,
Méconnaître les droits, vous en montrer jaloux,
La soumettre sans cesse à votre humeur altière
Et, devant son enfant, l'empêcher d'être mère ?
Insensés, croyez-vous qu'une telle ignorance
Remplacera jamais cette belle science
Qui peut donner au corps la force et la vigueur,
De l'homme entretenir la puissance et l'ardeur,
Qui développe en nous les facultés de l'âme
Et de l'intelligence alimente la flamme,
Au chevet du souffrant qui verse la santé
Et rassure les maux de notre humanité ?
Imprudents ! qui livrez à des mains mercenaires
Cet ange, cet enfant, vos amours les plus chères ;
Quand votre épouse est là, quand sa félicité
Doit céder à la voix de votre autorité !
La femme, être divin, délicieuse amie,
Que Dieu nous a donnée, en cette triste vie,
Pour partager nos maux, apaiser nos douleurs,
Servir à nos succès et pleurer de nos pleurs,

Pour charmer le foyer de sa grâce adorable
Et devant les ennuis pour être encore aimable,
Vous la condamnez donc au supplice attristant
De voir, à peine né, s'échapper son enfant !
Ne savez-vous donc pas ce qu'est une nourrice,
Ce sein qu'a desséché la hideuse avarice,
Et ce lait, dont on vend les restes superflus,
Que l'on vous vend comptant, en beaux et bons écus?
Et voilà ce qui peut remplacer une mère ?
La passion du jour, la fange, la misère !
Au lieu de ce nectar, de ce suc généreux
Que l'amour maternel a puisé dans les cieux.
Époux, de la raison écoutez le langage.
Le plus parfait des biens, c'est la paix du ménage,
Le bonheur de l'épouse et le plus doux tableau
Est celui de l'enfant qui dort dans son berceau.
Mais, l'élever chez soi, c'est cher à la parure,
Au caprice un peu moins et plus à la nature !
Le luxe se taira si vous parlez au cœur,
Si des vrais sentiments vous tracez la grandeur.
Oh ! vous verrez alors cette femme légère,
Délaisser les chiffons pour redevenir mère.
Épargnez sa santé, ses veilles et votre or ;
Son enfant désormais sera tout son trésor.
D'un si grand dévouement, de la moindre caresse,
Avec l'âge, l'enfant comprendra la tendresse
Et la reconnaissance, inspirant son amour,
Plus tard voudra veiller sur sa mère à son tour.
Philosophes hautains de la nouvelle France,
Qui voulez à tout prix régénérer l'enfance,
Commencez avant tout, à savoir être père !

A l'épouse apprenez les devoirs d'une mère,
Souvent interrogez vos propres sentiments,
Suivez de votre cœur les nobles mouvements,
Étudiez à fond les lois de la nature,
Et vous apprécierez la PUÉRICULTURE.
Vous n'aurez plus alors le spectacle hideux,
D'une femme épuisant, dans des penchants honteux,
Ces trésors émanés de la céleste essence,
Cette source où Dieu même atteste sa puissance ;
Vous ne la verrez plus verser à chaque instant,
Sans cause sérieuse et sans discernement,
Cette douce liqueur qui féconde la vie ;
Elle en reconnaîtra la valeur infinie,
Sachant qu'un seul excès peut changer en poison
Le plus pur élément de la digestion.
En suivant ces avis, cette simple logique,
Alors tout médecin, pourra dans sa pratique,
A l'enfant épargner la souffrance ou la mort,
Et les mille accidents dont on grève son sort.
Que toute jeune mère à ces lois soit docile,
Son lot sera plus doux, sa tâche plus facile !
En réglant des repas et le nombre et le choix,
Qu'elle sache au besoin résister à la voix
De l'enfant : l'écouter est souvent bien perfide ;
C'est un crime, parfois même un infanticide.

A C.

1er mai 1873.

INTRODUCTION

L'assiduité avec laquelle nous avons suivi toutes les discussions académiques qui se sont succédé dans le cours de l'année 1866; l'attention avec laquelle nous avons étudié tous les projets d'amélioration du sort des nouveaux-nés, nous a permis de poser en principe, que la solution de cet important problème ne pouvait définitivement se résoudre, que par un résumé didactique sérieusement élaboré et développé par la commission académique qui a été instituée à cet effet.

Mais comme, d'autre part, il est assez commun de ne pas voir apparaître très-rapidement le travail de ces commissions officielles, nous ne nous sommes fait aucun scrupule de chercher à devancer ce rapport, par la publication d'un travail approprié au but et à la

cause que nous défendons depuis une dou-
zaine d'années. Pénétré de l'idée philosophi-
que, que l'on ne saurait trop se hâter de fournir le remède au mal qui, chaque année,
concourt à grossir le tableau statistique de la
mortalité des enfants, tant dans les grandes
villes que dans les campagnes, quand ceux-ci
sont élevés au sein maternel ou par des nourrices mercenaires : les différents procédés
d'allaitement, étant tous plus mal compris et
plus mal appliqués les uns que les autres.

Il est d'ailleurs bien démontré, qu'au milieu de ces innombrables et très-justes protes-
tations, qui de toutes parts sont venues mettre
à jour une des plus hideuses plaies sociales
de notre siècle, le mercantilisme des nourrices; tout le monde conviendra que ni la
virulence de ces rapports, ni les discours académiques qui se sont produits sur ces questions, ne paraissent de nature à remédier au
mal que l'on a signalé.

Pour notre propre compte, tout en nous
associant à bon nombre des vœux exprimés
par les différents argumentateurs, et tout en
désirant voir se modifier l'état actuel des
choses, nous ne voudrions pas cependant lais-

ser passer sans réplique un point important
de la question, à savoir : qu'il n'est ni légitime, ni généreux, de faire retomber exclusivement sur les nourrices tout le mal qu'on
leur impute.

Tout en nous prosternant devant l'inflexible
et brutal argument de la statistique, qui, hélas!
n'est que trop réel, nous ne serions pas fâché
que l'on mît en comparaison les différentes
causes qui mènent à ce résultat, et que, dans
cette interprétation, on rendît à chacun la part
qui lui appartient.

La déplorable habitude, dans laquelle on
persévère depuis les temps les plus reculés, à
ne s'occuper du produit de la conception que
le jour de sa naissance proprement dit, au
moment de l'accouchement, contribue et contribuera longtemps encore, à condamner les
jeunes mères et les nourrices aux tristes conséquences de cette indifférence hygiénique et
physiologique.

Le moment nous paraît opportun de faire
comprendre aux familles, aux sociétés, que
l'œuf humain, comme tous les autres produits
naturels, est solidaire de la condition organique des individus qui le fournissent : du

père et de la mère, qui en sont les premiers instruments ;

Que si pour les animaux et les plantes il est utile, indispensable, de procéder à une sélection particulière des individus, pour répondre aux lois immuables de la reproduction : l'homme, plus encore que les autres espèces, devrait mettre à profit le fruit de cette expérience consacrée et si universellement justifiée par les agriculteurs et les éleveurs.

Il suffit en effet de réfléchir, que si l'œuf que produit l'ovaire se constitue de toute pièce, jour par jour, à la faveur des éléments de l'assimilation interstitielle, de la digestion opérée par la jeune fille, à l'époque de sa puberté ; tout le monde comprendra la nécessité de préciser à ces jeunes personnes l'hygiène qu'il convient de leur imposer.

Comme d'autre part, la fécondation de ce nouveau produit ne peut s'accomplir sans la participation d'un élément de sécrétion exclusivement réservé aux organes génitaux de l'homme, il s'en suit que, pour prétendre à l'accomplissement le plus naturel et le plus complet de cette fonction, il est de toute nécessité que celui qui se propose de fournir cette liqueur fécondante, présente tous les attributs de la meilleure, de la plus parfaite santé, enfin d'une constitution robuste.

Ces différentes questions ayant été discutées et aussi religieusement formulées qu'il était possible, dans le *Traité de Puériculture*, nous nous en tiendrons, pour le présent, à présenter aux mères et aux nourrices les détails les plus importants de ces pratiques journalières, indispensables à toutes les personnes qui se proposent d'élever les enfants, soit au sein, soit au biberon.

QUAND ET COMMENT *s'est constitué le métier,
l'industrie des nourrices?*

Le jour où, pour une cause plus ou moins
futile, plus ou moins impérieuse, la mère de
famille, la femme du monde, s'est plue à ré-
cuser les droits et prérogatives que la nature
lui avait réservés : celle de nourrir de son
propre lait l'enfant qu'elle avait conçu et nourri
pendant neuf mois de son propre sang.

C'est aux médecins maintenant que nous
poserons la question de savoir :

1° Si les motifs qui poussent toutes les
jeunes femmes, toutes les jeunes mères, à
mettre leurs enfants en nourrice, sont aussi
légitimes, aussi indispensables qu'on le sup-
pose.

2° Étant admise la légalité du cas particulier, qui impose à une jeune mère la nécessité
de se soustraire à ce devoir : qui devra être
juge des conditions, de toutes les précautions à
prendre pour réussir dans cette nouvelle voie?

Il ne fait doute pour personne, qu'il appartient au médecin seul de décider du choix de la nourrice ; mais c'est à ce dernier aussi qu'il incombe de prescrire à ces nourrices improvisées, la règle de conduite qu'elles auront à suivre pour mener à bien l'œuvre qu'elles consentent à s'imposer.

Or, jusqu'ici, est-il beaucoup de médecins qui se soient dévoués à faire l'éducation particulière et toute spéciale de ces femmes de campagne, vendant leur lait aux enfants des villes ? C'est cependant un fait notoire, que la discussion a surtout fait jaillir par la bouche de M. Jules Guérin : que l'alimentation des nouveaux-nés, réclame une attention et des connaissances toutes spéciales, qui, si elles sont méconnues ou négligées, exposent les enfants nouveau-nés, aux plus terribles affections, à la mort, dans les premiers mois qui suivent la naissance ;

Qu'en dehors de ces conséquences initiales et si tristes, ceux qui pourront y résister n'en sortiront, pour la plupart, qu'avec les stigmates de maladies constitutionnelles, diathésiques, qui laissent à jamais, dans l'organisme, les traces de leur passage : scorphules, rachitisme, etc. Aussi, à ce propos, on nous permettra bien une simple réflexion : à quoi tient la déplorable dissidence qui existe entre les plus honorables, les plus consciencieux praticiens?

Personne ne saurait en douter, au manque d'études spéciales à ce sujet : il n'est pas en effet un cours public, ni privé, qui enseigne la manière de diriger les enfants, pas plus pour les étudiants en médecine, que pour les sages-femmes. On apprend à faire un accouchement, à faire une version, à remédier à tous les vices de présentation ; c'est à peine si on s'occupe toujours des soins à donner à une femme en couches, et encore !

Pour ce qui est de l'enfant, il est envoyé à l'office, nettoyé, habillé par une fille ou une femme de service ; soustrait aux yeux des élèves, qui ne se sont pas même initiés aux détails si importants de l'habillement, il ne revient que pourvu de tout ce que l'on croit lui être nécessaire, souvent même l'estomac surchargé d'une boisson déjà incompatible avec l'époque de la vie dans laquelle il fait son entrée.

En un mot, il n'existe aucun enseignement officiel régulier, capable d'éviter la fausse direction dans laquelle se fourvoient si communément les mères, les nourrices, les sages-femmes et la trop grande majorité des jeunes médecins. Avouons-le, ils sont pour la plupart forcés de se faire une instruction toute personnelle, s'ils veulent se mettre en mesure de remplir auprès de leurs jeunes clientes les devoirs que leur position impose.

Il est fort peu probable que ces lacunes puissent tout d'abord disparaître, par la création des villas nourricières, des colonies maternelles, et les plus persévérants efforts de la Société protectrice de l'enfance, par l'intervention des personnes charitables, les meilleures, les plus sincèrement dévouées à la cause de ces institutions, si on ne procède pas tout d'abord à une réforme essentiellement classique des voies et moyens à mettre en pratique pour l'alimentation hygiénique des premiers mois de la vie humaine.

Pourquoi reculerait-on plus systématiquement à appliquer aux mères et aux nourrices de profession, ces mesures administratives, que LL. EE. MM. les ministres de l'instruction publique, de l'agriculture et du commerce, ont su généraliser, par l'institution de cours spéciaux, suivant l'âge, suivant les localités, au profit des améliorations agricoles et horticoles, et comme cela s'est pratiqué en pays étranger par des expositions infantiles?

La Puériculture n'est en définitive, qu'une des branches de l'agriculture; la qualité des fruits dépend des soins et des aménagements que l'on sait apporter dans les différentes espèces que l'on se propose d'acclimater; tout comme la santé des enfants, dépend des procédés d'alimentation que l'on peut, que l'on doit réglementer, d'après les lois de l'hygiène et de la physiologie particulière à cet âge.

Ces réformes ne peuvent évidemment se réaliser au profit de l'espèce, qu'en commençant par poser les bases de l'hygiène applicables aux nourrices de la ville et des campagnes, en spécifiant aux jeunes mèresles meilleures règles de conduite à tenir en faveur des enfants qu'elles se proposent d'élever.

On nous répondra infailliblement que ces instructions existent; qu'elles sont partout et dans tous les livres; soit, mais d'abord n'est-il pas regrettable que ces ouvrages offrent d'aussi grandes dissidences que celles qu'on y rencontre? d'autre part, ces livres ne sont pas tous à la hauteur des mères et surtout des nourrices auxquelles ils sont destinés; puis enfin, la lecture n'en est pas toujours aussi heureusement interprétée qu'il conviendrait.

C'est donc en réalité, dans des cours publics, dans des conférences pratiques; que les jeunes mères, les nourrices de profession, peuvent espérer posséder un jour les principes fondamentaux de la Puériculture.

Un des procédés les plus actifs de vulgarisation, c'est de commencer par mettre entre les mains des femmes, des jeunes mères et des nourrices de profession, un véritable guide des nourrices, ainsi conçu, par demandes et par réponses.

Qu'est-ce qu'une nourrice?

Une nourrice est, dans l'acception géné-
rique du mot, toute femme ou toute jeune mère
qui se veut bien dévouer aux soins spéciaux
de l'éducation des enfants nouveau-nés : soit
qu'elle consente à leur fournir pour aliment
son propre lait, soit qu'elle subvienne à l'alimentation de l'enfant, par des moyens artifi-
ciels que l'hygiène et la physiologie tolèrent et
qu'elles doivent tout spécialement réglementer.

Pour qu'une femme puisse accepter le rôle
de véritable nourrice, il faut, au préalable,
qu'elle soit accouchée depuis peu de temps ;
et que, par des circonstances toutes particulières, comme la perte de son enfant, elle soit
en mesure de donner son lait à celui qu'elle
accepte ; que, d'autre part, elle lui consacre
tout son temps et ses soins.

Ces premières conditions justifient pleine-
ment le principe que la mère doit toujours être la
meilleure nourrice de son enfant. Nous n'hé-

sitons pas même à spécifier que très-souvent, en cas de certaines maladies, la mère peut encore être la meilleure nourrice, et que le traitement que l'on peut alors appliquer à la mère profite souvent mieux à l'enfant lui-même, que par tout autre procédé. Dans l'espèce, on ne saurait souvent méconnaître la relation intime, qui rattache la constitution maladive de l'enfant à celle de la mère : ce qui, dans ces deux cas, peut justifier l'absolutisme dont ces conseils semblent paraître entachés. C'est, tous les médecins le savent, un assez heureux procédé, pour guérir du même coup la mère et l'enfant.

Quels sont les caractères distinctifs d'une bonne nourrice?

A côté de ces conditions particulières, qui dans le monde et aux yeux de certains médecins, sont considérées comme les attributs d'une bonne et parfaite nourrice : ce que généralement on rapporte au développement des seins, à la rigidité des mamelles, à l'aspect veiné de ces appareils, à la coloration légèrement azurée du produit de sécrétion, au nombre et à la forme des globules, au rendement absolu de cette fonction.

Comme tous nos confrères, nous tenons grand compte du caractère physique et moral des jeunes femmes, de leur âge, de leur force ou de leur faiblesse, de leur santé relative ou absolue, de leur degré d'aisance et du besoin pour elles à accepter cette dure mission.

Mais ce que nous plaçons au-dessus de toutes ces conditions, ce que nous estimons avant tout, c'est l'intelligence, c'est l'instruc-

tion motivée qui peut, qui doit encourager ces
jeunes femmes à discerner, à comprendre les
lois physiologiques et hygiéniques en vertu
desquelles l'alimentation du nouveau-né, doit
être mathématiquement réglée : des raisons
qui, dans les cas particuliers, peuvent légiti-
mer certaines exceptions toutes individuelles,
que les médecins seuls sont en droit de justifier et de préciser.

Ces nouvelles considérations n'excluent en
rien toutes les autres précautions, toutes les
conditions d'hygiène et de santé particulières
aux femmes qui acceptent cette position spéciale, ce métier, comme nous l'appellerons alors :
telles que d'être sobres, d'un caractère gai sans
affectation, actives sans excès, usant de tout
avec sagesse et modération, obéissant régulièrement aux exigences naturelles de chaque
jour, avec aisance et facilité, etc., etc.

Sans attacher plus d'importance qu'il ne
faut aux questions du physique de la nourrice : à savoir, d'être brune ou blonde, grande,
forte ou de moyenne taille : la question essentielle est qu'elle soit de bonne santé, digérant
bien, n'exhalant aucune odeur particulière ;
de se rapprocher, autant que faire se peut, du

caractère et de la constitution de la mère qu'elle doit remplacer, être accouchée à aussi peu de distance que possible de cette dernière; de manière à ce que le lait soit en aussi parfaite concordance de composition physique et chimique qu'on doit le requérir.

Limites d'âge à imposer aux nourrices de profession.

En tenant compte toutefois des raisons précédentes, ces limites ne sauraient excéder 20 ans pour les plus jeunes et 36 à 38 ans pour les plus avancées en âge.

L'une des plus importantes précautions que l'on doit réaliser pour une jeune mère, comme pour toute femme qui se destine au métier de nourrice, c'est de veiller, six semaines au moins avant l'accouchement, à la préparation des mamelles et à la disposition du mamelon ou du bout de sein ; de prendre toutes les précautions possibles, pour qu'au moment de la naissance, l'enfant puisse trouver dans les glandes mammaires, les éléments de sécrétion indispensables, et que les bouts de sein soient disposés de façon à ce que l'enfant puisse les saisir facilement et sans douleur pour la mère.

C'est généralement en pratiquant de légères frictions sur l'appareil galactogène, en titillant légèrement matin et soir l'extrémité du mamelon, qu'on le dispose à s'ériger et à donner passage au produit de sécrétion que les excitations précédentes ont accumulé dans les canaux lactifères. C'est aussi en prenant soin de débarrasser les orifices extérieurs des concrétions sébacées qui les obstruent, que l'on préviendra les engorgements de la glande et un plus facile écoulement du lait au moment de la première tétée.

C'est trop communément par l'abstention de ces précautions essentielles, que beaucoup trop de primipares sont, au moment de l'accouchement, entièrement déshéritées et ne peuvent procéder, en temps utile, aux fonctions maternelles du moment : obligées alors d'attendre l'époque de la première montée du lait, qui, dans ces circonstances, fait quelquefois absolument défaut, tandis que, dans d'autres cas, elle s'effectue trop brusquement, de manière qu'il survient des engorgements, une véritable fièvre de lait, comme on l'appelle ; les jeunes femmes sont alors exposées à voir apparaître des abcès, vulgairement appelés poil ; mais, en tout cas, ces diverses circonstances contribuent toujours à retarder l'allaitement de l'enfant, qui, pendant toutes ces péripéties, est condamné à commencer l'existence avec des boissons inopportunes, dangereuses; ces mille petites difficultés le rendent chagrin, l'irritent; il pleure, il crie et bientôt mères et nourrices ne savent plus à quel saint se vouer.

C'est dans ces allées et venues, dans ces hésitations du début de la vie, que commence pour l'enfant la série de tous les désordres et souvent des maladies les plus opiniâtres, la direction la plus compromettante pour sa constitution présente et future. C'est là que conduit ce spécieux puritanisme, qui fait hésiter les familles à veiller sur les jeunes femmes et retarder l'application de ces petits détails de saine et véritable sollicitude maternelle.

*A quelle époque doit-on pourvoir à ces ques-
tions d'hygiène spéciale?*

En principe, c'est du sixième au septième
mois qu'il appartient de décider :

1° Si la mère nourrira elle-même, et alors
de procéder aux aménagements indiqués ;

2° Ou bien si elle fera élever son enfant
par une nourrice étrangère ; et, dans cette dernière circonstance, elle doit se mettre à la
recherche, d'une bonne et intelligente nourrice, à laquelle il conviendra de communiquer
toutes ces notions d'hygiène particulière et
indispensable.

Ces précautions sont commandées par la
prudence et la sollicitude que doit avoir toute
jeune mère soucieuse de la vie de son enfant :
d'être en mesure, en cas d'accouchement pré-
maturé, de pouvoir donner à teter, ou d'être
en possession d'une nourrice qui soit prête
à toute réquisition et convenablement édu-
quée.

Dans les circonstances impérieuses où la nourrice de profession possède un lait beaucoup plus âgé que ne le comporte l'âge du nourrisson, il sera toujours très-prudent de rafraîchir le lait de la nourrice, 24 ou 48 heures avant de donner le sein au nouveau-né ; dans ces cas, un léger purgatif, une tisane rafraîchissante, un régime plus sévère ; et, au préalable, trois ou quatre heures avant de donner le sein, vider les mamelles aussi exactement que possible, de tout le lait qu'elles contiennent. C'est aussi le moment de faire bien comprendre aux nourrices, que les premiers repas doivent être très-légers et suffisamment espacés : trois à quatre heures environ ; qu'il faut éviter de stimuler l'enfant à prendre une grande quantité de lait à chaque repas.

De la manière de présenter le sein.

Pour mettre l'enfant au sein, il faut que la mère ou la nourrice prenne l'enfant tout nettoyé et habillé entre les bras ; celui-ci étant incliné sur le côté correspondant au sein que l'on se propose de lui donner, il doit être couché à environ 45 degés, la face tournée vers la poitrine de la femme, qui de la main droite saisit la mamelle gauche, et de la main gauche celle de droite, en prenant la précaution d'écarter l'index du médius, de façon à placer le bout du sein dans l'écartement de ces deux doigts. Il convient de déprimer légèrement la glande, de manière à faire saillir la partie libre du mamelon : par ce procédé, l'enfant peut le saisir plus facilement ; et, pendant l'allaitation, il peut loger son nez dans la rainure que lui forme le doigt supérieur, qui empêche le volume du sein de s'affaisser sur la face de l'enfant et lui permet de respirer. C'est encore un moyen de favoriser par une douce pression la sortie du lait renfermé dans les vaisseaux lactifères, de diminuer la fatigue que l'enfant pourrait éprouver, s'il était trop faible et délicat ; il ne faut pas non plus ignorer que l'omission de ces petits détails peut souvent irriter l'enfant, le faire crier et nuire par conséquent à son alimentation ; nouvelle source d'erreurs pour les mères et les nourrices, qui ne manquent pas alors de dire que le lait est insuffisant, de mauvaise qualité, et les fait recourir à toute autre forme d'allaitement, des plus nuisibles aux jeunes enfants. C'est communément aussi dans ce concours de nouvelles circonstances que les jeunes mères se désolent et récusent comme trop difficile, impossible, la fonction maternelle proprement dite.

L'insuccès alors contribuant de plus en plus à irriter, à impatienter l'enfant, il redouble ses cris ; la famille, et le père tout spécialement, se fâche, maugrée et confirme sa femme dans les idées d'incapacité dont elle se croit frappée. Dès lors se trouve décidé le renvoi de l'enfant à une nourrice étrangère ou bien le changement d'éducation, qui compromet la santé, la constitution de l'héritier, et l'expose aux tristes conséquences que signale *la statistique officielle*.

Avis donc aux mères et aux médecins, pour enseigner aux jeunes femmes, et surtout aux nourrices de profession, les meilleurs procédés d'allaitation !

Des époques de la journée auxquelles il convient de présenter le sein à l'enfant.

Contrairement aux coutumes populaires, qui encouragent les mères et les nourrices à accorder le sein à chaque instant aux enfants, au plus petit cri qu'ils jettent, sous le spécieux prétexte que ce symptôme est l'expression infaillible du besoin d'alimentation ; nous, médecins accoucheurs, nous devons nous édifier d'une manière toute spéciale, sur les aptitudes physiologiques de cet âge, pour formuler en connaissance de cause, et avec une précision toute mathématique, que ces fonctions réclament un ordre de choses plus régulier et complétement réalisable à notre volonté.

Les médecins, moins que tous autres, ne doivent se laisser entraîner à ces sensibleries maternelles, à la satisfaction de ces vaines appréhensions, qui font supposer aux mères et aux nourrices que les nouveaux-nés doivent s'alimenter plus fréquemment, plus abondamment que les adultes.

N'est-il donc pas plus logique d'admettre que la faiblesse et la délicatesse des organes des nourrissons doivent précisément être, en raison de l'âge, subordonnées à une régularité physiologique, qui est bien évidemment en rapport aussi avec la fonctionnalité des appareils sécréteurs, les mamelles ?

C'est assurément une assez paradoxale supposition, que celle de présenter l'enfant comme doué d'une activité fonctionnelle double ou triple de celle de l'adulte ; tout ici est bien certainement proportionné à la régularité, qui plus tard doit concourir à la santé de l'adulte. Elle ne peut manquer d'être ici encore un élément de la qualité, de la constitution originelle fondamentale du sujet auquel on l'applique.

Notre propre expérience, corroborée d'ailleurs de l'observation judicieuse d'un grand nombre d'observateurs attentifs, prouve péremptoirement que les jeunes enfants soumis *dès la première heure de l'existence*, à cette réglementation alimentaire, réussissent bien mieux que ceux qui sont, comme on le dit vulgairement, allaités à satisfaction ; — qui, suivant l'expression populaire, tettent tant qu'ils veulent.

C'est en prenant pour base de notre conduite les résultats obtenus depuis 15 ans dans la pratique de chaque jour, que nous nous trouvons naturellement amené à formuler mathématiquement, la règle fondamentale suivante :

Les enfants *nouveau-nés* doivent, dans les *premières* six semaines de la naissance, ne prendre le sein que de quatre en quatre heures, savoir :

La première fois, le matin, à huit heures ;
La deuxième fois, à midi ;
La troisième, à quatre heures ;
Et la quatrième fois, à huit heures du soir.

C'est là ce que nous appellerons la loi hygiénique essentielle, la vraie dose physiologique! celle à laquelle doivent essentiellement se résigner les mères et les nourrices ; elles ne peuvent, sous aucun prétexte, être autorisées à s'en départir sans l'autorisation toute spéciale de leurs médecins.

Nous ajouterons tout particulièrement : des médecins seulement ; car c'est à ces derniers qu'il appartient de juger de l'opportunité plus ou moins réelle d'accorder à l'enfant un nombre d'allaitations supplémentaires. Aussi nous invitons nos confrères à se pénétrer très-sérieusement des motifs qui peuvent les engager à déroger au principe fondamental ci-dessus indiqué. Nous les invitons aussi à se tenir en garde, contre ces affreux préjugés des mères et des nourrices; contre cette sensibilité exagérée des gens du monde, qui les pousse à considérer invariablement tout cri de l'enfant, comme l'expression infaillible du besoin d'aliment.

A cette occasion même, on nous saura gré de rappeler à toutes les personnes qui se dévouent à l'éducation des tout jeunes enfants, que dans l'immense majorité des cas, c'est souvent à cette méthode d'alimentation exagérée, intempestive, que sont dus les premiers cris qui déroutent les mères et les nourrices.

Les organes digestifs ne pouvant suffire à l'élaboration complète, naturelle et nécessaire de ces doses alimentaires. D'autre part, la fréquence avec laquelle ces pauvres femmes dépensent le produit sécrété, contribue aussi à le dénaturer, l'appauvrir, l'épuiser. C'est par ce procédé qu'elles arrivent à justifier cette pro-

position si populaire, que le lait de la mère ou
de la nourrice est insuffisant ou de mauvaise
qualité : ce qui invite à recourir à ces alimen-
tations supplémentaires, à l'intervention de
boissons de la plus fâcheuse composition, et,
par contre, plus préjudiciables encore à la
santé, à la constitution des enfants.

C'est, en effet, à ce moment que les nourrissons dépérissent ; leurs membres s'étiolent,
les chairs se flétrissent, pendant que le ventre
se tuméfie, se ballonne ; les fonctions intestinales se dérangent, les évacuations alvines
deviennent très-fréquentes, elles prennent une
coloration verdâtre, porracée ; elles sont sé-
reuses, les enfants sont en proie à des coliques
très-aiguës, qui augmentent de jour en jour et
les excitent à crier plus fort que jamais : nouvelle occasion pour les nourrices de présenter
plus souvent encore le sein ou le biberon à
l'enfant.

Sous l'empire de cette dépression organique
progressive, l'enfant en réalité meurt de faim
au milieu d'un véritable luxe d'alimentation :
ce qui semble justifier l'opinion de ceux qui
prétendent que le lait de la mère nourrice est
de mauvaise qualité, ou tout au moins insuf-

fisant. C'est pour eux le moment de donner à l'enfant des soupes, des biscottes, des panades et autres aliments plus antipathiques encore à ces jeunes estomacs, cette farine lactée de Liebig, si profondément pernicieuse au but pour lequel elle a été inventée ; aussi surgissent promptement les gastro-entérites aiguës, avec ramollissement pultacé de la muqueuse intestinale (muguet), premier symptôme de la décomposition organique, auquel ne tardent pas à s'ajouter les phénomènes nerveux sympathiques du côté du cerveau, les convulsions, la mort.

C'est ainsi que les choses se passent dans la plus grande partie des cas ; mais, d'autres fois, les accidents ne se précipitent pas autant et les jeunes sujets, s'alimentant mal, avec de mauvais éléments d'assimilation, d'une élaboration de mauvaise nature, ils se développent, se constituent avec tous les caractères du lymphatisme, de la scorphule ou du rachitisme. (Voir le *Traité de la Scorphule et des Parasites de l'homme*. Bordeaux, 1866.) Nous rappellerons aussi, à cette occasion, un fait que nous avons déjà mentionné dans le *Code des jeunes mères*, et que beaucoup de personnes, des médecins même, paraissent trop facilement accepter comme un argument contradictoire à nos préceptes : à savoir, qu'il est un certain nombre d'enfants qui s'élèvent souvent tout aussi bien et convenablement, sans avoir été soumis à ces règles de la Puériculture! Nous répondons que ces jeunes sujets se sont instinctivement réglés d'eux-mêmes, qu'ils ont su ne prendre que ce qui leur pouvait être indispensable, indépendamment de la sollicitude des mères ou des nourrices imprudentes, ignorantes ou indifférentes.

Il en est d'ailleurs fort peu qui soient en mesure de comprendre cet axiome physiologique :

Boire et manger toujours ne porte pas profit,
C'est par digestion, que l'aliment nourrit.

Toutes les semences qui s'égarent en des terres incultes ne périssent pas, et l'on en voit souvent grandir et jouir d'une végétation splendide, dans les plus déplorables conditions géologiques possibles.

Des allaitations diurnes.

Si nous paraissons attacher une aussi grande importance à préciser les heures d'allaitation diurne, c'est que précisément elles coïncident avec les intervalles nécessaires aux organes digestifs pour accomplir régulièrement les opé-rations de chimification (chimie vivante) né-cessaires à l'élaboration complète des aliments, même à l'âge où nous l'étudions en ce moment. D'autre part, cette grande distance permet aux glandes mammaires, de réparer la dépense physiologique, de favoriser l'élaboration des nouveaux produits destinés à l'alimentation ultérieure. Les nouvelles qualités élémentaires qu'ils peuvent réaliser, contribuent à satisfaire dans une plus juste limite, aux exigences de l'enfant, tout en lui fournissant les éléments d'une meilleure et plus complète alimentation. Les seins, moins fatigués, ne s'irritent pas, les mamelons se fortifient ; les mères se trouvent soustraites à ces crevasses, qui souvent entra-

vent leurs fonctions et les exposent aux abcès,
aux inflammations profondes des mamelles, les
forcent à abandonner la nourriture de leur enfant.

Des allaitations nocturnes.

Les enfants doivent-ils téter la nuit?

Quelque absolue et générale que puisse être notre réponse, essentiellement et nécessairement négative, nous allons essayer de la justifier.

Pour édifier, à ce sujet, les mères autant que les médecins, nous nous permettrons la question suivante : Dans les conditions générales et de bonne hygiène, l'homme adulte doit-il boire et manger pendant la nuit? existe-t-il, d'autre part, un grand nombre d'espèces animales, qui procèdent à des repas pendant ce temps si bien et si profitablement consacré au repos?

Les exceptions, si on nous en citait, ne serviraient, très-probablement, qu'à confirmer notre règle générale. En tous cas, nous croyons pouvoir poser en principe que les individus de notre espèce, à part certaines particularités de position ou de profession nocturne, que ceux qui se livrent aux excès de table pendant la nuit, sont loin de présenter la meilleure condition de santé.

A part ces exceptions, la loi hygiénique la plus salutaire, la plus naturelle, est de consacrer tout ce temps au repos de toutes les fonctions animales. Si, à cette occasion, nous faisons une excursion dans le domaine de l'histoire médicale ou de la pathogénie générale, nous pourrons facilement démontrer, qu'en thèse générale, les individus de tout âge, qui ont usé et abusé de leurs aptitudes digestives pendant le jour, sont précisément ceux qui goûtent le moins facilement les douceurs du sommeil. Autrement dit, toutes les personnes qui se sont adonnées dans la journée à des excès de table sont généralement, la nuit, travaillées par une agitation plus ou moins aiguë, excitées à boire, gênées par le manque d'air, tourmentées par des excitations cérébrales, qui souvent se traduisent par des contractions anti-péristaltiques de l'estomac, dont les conséquences sont la régurgitation des aliments accumulés pendant le jour. Ce qui a servi à formuler cet axiome populaire (très-dangereux) : Enfant bien vomissant, bien venant.

Eh bien! pour les jeunes enfants, dont nous désirons ici présenter les règles d'hygiène les mieux appropriées à leur développement physique, la réalisation de leur santé présente et future, l'expérience pratique ne démontre-t-elle pas, de la façon la plus évidente, que ce sont précisément les enfants auxquels les mères et les nourrices présentent aussi légèrement le sein, qui sont encore les plus affamés, les plus exigeants pendant la nuit, et que c'est par un sentiment de faiblesse ou d'ignorance bien coupable, qu'elles se laissent aller à tenir leurs enfants dans les bras toute la nuit, pour n'avoir pas à subir les contraintes de leurs cris?

C'est aussi faute de réflexion, mais surtout de raisonnement, que beaucoup trop de personnes semblent interpréter l'exemple des animaux qui, disent-elles, laissent leurs enfants teter toute la nuit, autant qu'il plait aux petits d'en prendre!

N'en déplaise à ces trop crédules observateurs, les animaux réchauffent, couvent leurs enfants; mais regardez-y très-sérieusement et surtout attentivement, et vous vous convaincrez de votre erreur.

En tous cas, s'il est des animaux où les choses se passent ainsi, on peut reconnaître que chez eux, comme dans l'espèce humaine, les exceptions ne détruisent par les règles générales, et que cette obésité, qui, chez les uns comme chez les autres, peut caractériser le début de la vie, ne constitue pas la condition la plus favorable à l'équilibre hygiénique de la santé ultérieure. On constate aussi fréquemment, chez certains animaux, le lymphatisme, la scorphule et le rachitisme, que dans l'espèce humaine ; les expériences de M. J. Guérin sont là pour l'affirmer, et elles sont probantes.

Les jeunes chiens auxquels on fait téter le lait de femmes ou de nourrices, pour les soulager de l'abondance de leur laït : ces animaux trouvent cet aliment si agréable, ils s'en gorgent avec tant d'avidité , qu'ils deviennent énormes, monstrueux, et périssent généralement avant trente jours, au milieu d'un embonpoint caractérisque. Il en est de même pour les jeunes veaux que l'on alimente trop abondamment de lait et d'œufs.

Les uns et les autres subissent un rapide accroissement physique, mais leur sang ne se constitue pas, il se défibrine, et généralement ils succombent anémiques ; leur chair est décolorée, et ils ne peuvent servir aux usages domestiques pour lesquels on les destinait.

Les choses se passent nécessairement de même pour ces enfants que vous admirez, si gros, dodus, à formes empâtées, qui ont la face joufflue, les chairs épaisses, molles, d'un blanc jaunâtre, beurre frais ou de cire : ce qui ne les empêche pas, au demeurant, de posséder une physionomie assez attrayante, ce beau idéal que les peintres et les artistes s'évertuent à retracer dans leurs compositions, mais qui ne comporte pas ce fond de richesse organique, cette base fondamentale d'une santé luxuriante et durable. Nouvelle occasion de confirmer cette autre maxime populaire : Bel enfant jusqu'aux dents.

Des inconvénients pour les mères et les nour-
rices de donner à téter la nuit.

Si toutes les considérations précédentes ne
suffisaient pas pour convaincre les mères, les
nourrices et les médecins de la nécessité de
s'abstenir du sein ou du biberon pendant la
durée de la nuit, nous ajouterions que le fait
même de cette présentation incessante de l'aliment le plus légitime, outre qu'il fatigue la
mère, ne donne pas aux organes le temps de
se reposer, aux produits de sécrétion la facilité de s'élaborer, de se constituer : ce qui,
vous le comprenez, concourt à les dénaturer et
les rendre insuffisants et dangereux pour l'enfant qui les reçoit : nouvelle source de désordre et pour la mère et pour l'enfant, qui n'a
d'autre moyen d'exprimer son malaise, sa
souffrance, que par des cris.

On se plaît réellement à les interpréter d'une
façon vraiment déplorable, puisque l'on s'autorise précisément de ce phénomène, pour

condamner l'enfant à absorber une nouvelle dose du produit dénaturé, pour ajouter à son martyre. Nous avons d'ailleurs démontré, dans notre *Traité de Puériculture*, que la capacité de l'estomac du nouveau-né était telle, qu'elle ne pouvait impunément donner place à une aussi grande quantité de liquide, sans préjudice pour l'organe comme pour la fonction qu'il est appelé à remplir, que cette distension lente et progressive, mais aussi proportionnellement exagérée à l'époque de la vie où nous parlons, *dans les premiers jours après la naissance*, conduit peu à peu l'organe et ses fonctions à un résultat préjudiciable, dangereux pour la santé de l'enfant.

C'est donc en faisant appel aux médecins et aux accoucheurs, sur l'importance de ces lois naturelles, que nous pouvons espérer voir un jour les mères et les nourrices comprendre le besoin de doser et de réglementer l'alimentation *dès la première heure de la vie.*

Ce qu'il importe tout particulièrement de surveiller à ce moment, c'est la mise en activité des premiers actes fonctionnels de l'appareil digestif : puisque de la manière plus ou moins naturelle et complète dont ils s'effectueront, doivent dépendre les qualités du sang et de toutes les humeurs destinées à circuler dans ce nouvel être, dans cette organisation naissante; ce qui, en un mot, est de nature à concourir à la réalisation de sa santé, de sa véritable constitution présente et future, comme d'ailleurs à la succession de toutes ses maladies.

C'est, disons-le, la pétition de principe la plus générale que font tous les praticiens, et l'argument le plus arbitraire qu'ils opposent, en confondant toujours, dans la discussion, l'enfant, le nourrisson de 10, 12 ou 15 mois, avec le nouveau-né, à cette heure suprême, à ce début de sa fonctionnalité : de sorte qu'ils cherchent tous à nous combattre avec des arguments qui paraissent les rendre victorieux, alors qu'en réalité ils sont de notre avis. C'est donc uniquement une discussion de mots et non une question de principe physiologique qu'ils défendent.

Quand d'ailleurs médecins, mères et nourrices auront consenti à mettre en pratique ces observations, ces procédés d'allaitation rigoureuse des premiers jours, ils comprendront tout ce que cette première direction a de facile, de praticable et d'heureux pour la mère et l'enfant !

Les résultats en sont d'ailleurs si promptement appréciables, qu'il faudrait être du plus mauvais vouloir, pour ne pas immédiatement en faire l'aveu. C'est aussi quand on se sera plus profondément édifié sur la valeur de ces procédés d'éducation infantile, que l'on verra diminuer, disparaître même, les prétendues incompatibilités des pauvres femmes aux douces et édifiantes occupations de la maternité.

C'est par ce moyen aussi, qu'on arrivera à réveiller dans le cœur de l'homme ces instincts innés de la paternité, ceux qu'une éducation mal comprise, faussement conduite, avait depuis quelque années entièrement anéantis.

*Alimentation artificielle par le biberon. Dans
quels cas doit-on y recourir, et comment
doit-on y procéder ?*

Ce procédé d'alimentation des nouveau-nés
est loin de mériter toutes les diatribes, tout le
dédain dont on semble l'accabler. Mais à coup
sûr, et précisément à cause des soins particuliers qu'il réclame, on ne peut le mener à
bonne fin sans des connaissances toutes spéciales.

Les gens sensés nous accorderont bien certainement le fait de l'inopportunité de ces laits
trop âgés sur la santé des nouveau-nés ; et,
par un raisonnement tout aussi légitime et
aussi profondément physiologique, ils ne man-
queront pas de rejeter, d'éloigner toute idée
de donner à un enfant naissant, le lait pur
d'une vache : admettant avec raison que les
éléments de ce produit alimentaire seraient
trop lourds, trop indigestes pour l'estomac de
ce jeune sujet. Aussi on ne trouve d'opposi-

tion nulle part, quand on propose de diminuer les propriétés nutritives de ce breuvage, par l'addition d'une liqueur plus ou moins diluante. Mais c'est précisément ici, que se trouve le nœud gordien, la pierre angulaire de ce procédé d'allaitation.

C'est que, dans la pratique de chaque jour, mères, nourrices et beaucoup trop de médecins, sans plus de réflexion, se plaisent à étendre ce lait par l'addition d'une décoction d'orge, de gruau ou de substances féculentes; ces mêmes farines lactées qui, loin de remédier à l'inconvénient que l'on cherche à éviter, ajoutent au contraire au mal, par l'incompatibilité de ces nouveaux éléments avec les appareils digestifs de l'enfant. Aussi voyez-vous toujours ces premiers aliments fort mal supportés par les nouveaux-nés; ils les rejettent avec des efforts, des cris, dont les mères ne devinent presque jamais la cause. Et c'est généralement aussi contre ces premiers phénomènes maladifs que tout le monde, mères, nourrices et sages-femmes, viennent solliciter les médecins, pour appliquer les médicaments indispensables à conjurer le mal dont ils méconnaissent complétement la source.

C'est ainsi par un étrange abus d'observation que l'on incrimine aussi généralement le lait des vaches de Paris et de la campagne, sans même en excepter ces laits concentrés qui nous viennent de la Suisse. Le seul reproche qu'on puisse légitimement leur adresser, n'est que d'avoir une vitalité inférieure due au mode d'alimentation et aux conditions hygiéniques des vaches dans les grandes villes; à l'ébullition qu'a subie le lait des localités suburbaines et à la très-grande concentration de celui de la Suisse, préparation qui à vrai dire tue le lait et le prive de ses propriétés alibiles; inconvénients auxquels il est toujours possible de remédier, en s'étudiant à lui redonner les conditions de limpidité et de dilution nécessaires à son emploi journalier, pour l'âge des enfants auxquels il est destiné.

Ajoutons, que l'on doit se dissuader de ces étranges susceptibilités qui poussent à incriminer ces laits par le fait de vaines sophistications, que l'examen le plus sérieux démontre radicalement impossibles. C'est d'ailleurs ce que nous nous sommes efforcé de prouver, dans un article spécial du *Petit National*, de septembre 1872.

Nous avons d'ailleurs déjà démontré (article de l'alimentation, *Puériculture*) en vertu de quelles réactions chimico-physiologiques, ces aliments produisaient certains troubles spéciaux que l'on pouvait, que l'on devait même éviter avec le plus grand soin. Nous avons aussi fait ressortir l'inconvénient plus grand encore qui résultait, pour les enfants, de cette sollicitude des mères et des nourrices à édulcorer, à sucrer plus abondamment cette boisson, de façon à la faire mieux accepter par les nourrissons.

C'est incontestablement le procédé le plus pernicieux pour l'alimentation artificielle ; on peut même ajouter que ceux des enfants qui y résistent, ne peuvent réellement triompher qu'en dépit des mères, des nourrices ; qu'ils se ressentiront toujours dans la vie, du genre d'alimentation première à laquelle ils auront été condamnés, soit par le développement de certaines diathèses générales, ou par des lésions physiques ou anatomiques irréparables ; à ne citer que la qualité des dents qui hélas n'ont souvent d'autre cause de leur rapide détérioration.

Composition du biberon physiologique.

Le biberon physiologique proprement dit, est celui qui sera composé uniquement de lait de vache ou de tout autre animal : dont le mé decin aura fait choix, en tenant compte de la santé de l'enfant, de sa force, de sa faiblesse, de son idiosyncrasie toute spéciale, autant que des circonstances héréditaires qui doivent toujours justifier la préférence et le choix de l'animal.

Une fois fixé sur ce premier point, le médecin, prenant en considération l'âge et les qualités de ce lait, devra en déterminer la quantité propre à chaque repas ; il ne devra jamais laisser au caprice des mères ou des nourrices, de le modifier avec ces décoctions émulsives de gruau, d'orge ou de tout autre liquide féculent ou farineux. Comme nous l'avons déjà établi, ce coupage, cette dilution du lait doit être faite avec de l'eau pure, en proportion relative à la qualité du lait, autant qu'à l'âge du nourrisson ; si, à première vue, le lait est très-fort, composé d'éléments abondants en beurre, caséum, albumine, etc.

On peut poser en principe que, pendant les cinq ou six premières semaines, il devra être additionné de moitié ou des deux tiers d'eau, et cela dans le but de le rapprocher le plus possible des conditions normales du lait séreux, (colostrum), que l'enfant puiserait au sein de sa propre mère.

Après cette première période, c'est-à-dire à six semaines, deux mois, la proportion de l'eau pourrait diminuer, et, dans ce cas, les éléments du lait relativement plus fort satisferaient aux exigences de l'enfant.

Plus tard encore, le lait étranger pourrait être administré tout pur, jusqu'à l'époque du sevrage et pendant toute cette période.

Un point tout particulier sur lequel nous voulons actuellement appeler spécialement l'attention des praticiens, des mères et des nourrices ; c'est le procédé par lequel on doit restituer au lait, ainsi modifié, les propriétés stimulantes, digestives, que la présence de l'eau doit lui avoir fait perdre. L'expérience pratique de quinze années, nous autorise à

poser cette dernière précaution comme *la jus-
tification de l'alimentation artificielle par le
biberon.*

Elle consiste à ajouter au lait, ainsi modifié,
une faible proportion de sel et une très-mi-
nime quantité de sucre.

Nous pouvons affirmer en connaissance de
cause, que ce modificateur suffit amplement
aux exigences physiogéniques des enfants,
pendant toute la période de la première année ;

Que dépouillé de ces substances farineuses,
amylacées ou féculentes, qui donnent à la
boisson alimentaire des qualités acessantes,
fermentescibles, incompatibles avec l'activité
originelle des jeunes appareils digestifs, le
biberon n'offre plus alors aucun inconvénient,
il est tout aussi innocent, tout aussi favorable
à la santé des enfants que le lait de beaucoup
de mères délicates, maladives ou condamnées
par position sociale ou professionnelle, à des
conditions hygiéniques incompatibles avec le
métier de nourrice. Nous dirons plus : c'est
que si, par des raisons de prophylaxie particulière, l'enfant était condamné à prendre quelques substances médicamenteuses spéciales,

rien ne serait plus facile que de l'incorporer à la boisson réglementaire indiquée.

Nous profiterons de cette circonstance pour édifier aussi les médecins et les sages-femmes sur une question préjudicielle à la mise en activité des fonctions digestives du nouveau-né à sa naissance.

Substitution du sel aux sirops médicamenteux populaires.

Ceux qui ont lu le *Traité de Puériculture* et les autres traités d'hygiène de la première enfance, ont dû remarquer avec quelle sévérité nous nous élevons contre ces déplorables habitudes populaires, de donner aux nouveaux-nés le sirop de chicorée traditionnel, additionné d'huile d'amande douce ; les inconvénients qui peuvent résulter de l'usage des boissons vineuses, alcooliques, styptiques, acidules, etc., substances qui toutes sont beaucoup trop irritantes, stimulantes, pour la sensibilité native de ces petites créatures.

L'excitation intempestive qu'elles produisent sur les muqueuses, les expose à dénaturer de prime abord les sécrétions présentes et futures de ces appareils ; elles compromettent par conséquent la santé, la constitution des enfants ; elles les exposent tout au moins à éprouver certains malaises, qu'ils ne peuvent

traduire que par des cris plus ou moins aigus
et plus ou moins continus : cris que les mères,
les nourrices ne manquent jamais de regarder
comme le besoin d'alimentation, et auquel elles
satisfont par une présentation indéfinie, incessante du sein ou du biberon : procédé par
lequel la santé de l'enfant se compromet d'instant en instant.

Le moyen de remédier, sinon à tous, mais
au moins à un grand nombre de ces inconvénients, nous paraît résider dans la substitution
pure et simple d'une assez forte pincée de sel
fin, que l'on administre au nouveau-né tout
aussitôt qu'il est nettoyé, habillé et confié aux
soins de sa mère ou de sa nourrice, avant qu'il
ne prenne le sein ou le biberon.

La présence du sel dans la bouche de l'enfant, contribue immédiatement à stimuler lasé-
crétion de toutes les glandes salivaires, l'af-
fluence de ces produits dissout le sel qui est
plus facilement dégluti. Ses effets sur les glandes pharyngiennes, œsophagiennes, concourent à la mise en activité régulière, naturelle
de tous ces organes ; et, une fois arrivé dans
l'estomac, il provoque la sécrétion du suc gas-
trique et l'entrée en fonction de la digestion,

à la faveur des aliments qui y viendront ulté-
rieurement. Cette douce et lente excitation,
prolongée de la bouche jusque sur le gros
intestin, conduit naturellement celui-ci à se
débarrasser du méconium, et par ce petit
procédé on purge l'enfant sans le fatiguer,
sans léser les appareils digestifs, et besoin n'est
pas de lui administrer le sirop d'ipécacuanha
ou de rhubarbe.

Depuis que nous suivons ce procédé, il nous
est maintes fois arrivé de voir disparaître ou
plutôt de faire justice de ces états nauséeux,
que présentent certains nouveaux-nés, qui
précisément à cause de cet état maladif, ne
peuvent prendre le sein ou le biberon sans
vomir presque aussitôt.

Dans ces conditions, l'usage du sel a pu être
réitéré plusieurs jours de suite, le matin avant
le repas, et les enfants s'en sont toujours bien
trouvés; c'est un procédé assez favorable pour
les purger de ces flumes, de ces sécrétions
muco-séreuses, qui nuisent aux fonctions digestives et empêchent souvent les enfants de profiter, pendant les premiers mois de l'existence.
Mais si, comme nous venons de le démontrer,
toutes ces précautions peuvent contribuer à

l'établissement naturel des fonctions digestives du nouveau-né, il ne s'en suit pas qu'il
faille pour cela lui présenter le biberon physiologique plus souvent que l'autre, ni même
plus fréquemment que le sein de sa mère ou
de sa nourrice. Dans tous ces procédés d'alimentation, la distance de quatre heures réglementaires est la grande, l'unique loi, qui contribue au libre et facile développement de la
santé, de la constitution des jeunes sujets.

*Précautions complémentaires à l'emploi du
biberon.*

Pour compléter l'ensemble des connaissances
indispensables aux personnes qui désirent réaliser l'éducation par le biberon, telle que nous
la comprenons, avec les données scientifiques
inséparables à sa bonne administration, il ne
nous reste plus qu'à spécifier les détails d'exé-
cution relatifs aux conditions physiques de
quantité, au degré de calorique et à la proportion du principe édulcorant du lait (sucre), né-
cessaires aux différentes époques de l'âge des
nourrissons.

C'est en tenant compte de la capacité immé-
diate de l'estomac même des nouveau-nés,
que nous pouvons vous prouver, que 30 à
40 grammes au plus du liquide alimentaire
peuvent suffire au repas de l'enfant, pendant
les cinq à six premières semaines environ ;

Qu'à cet égard, rien ne saurait justifier la
nécessité d'en augmenter arbitrairement ni la

proportion ni les qualités nutritives; car c'est bien par une pure spéculation de l'esprit, que l'on s'est efforcé de faire, ou de laisser croire aux mères et aux nourrices, que l'estomac des nouveaux-nés, était plus actif que celui des autres périodes de la vie; qu'en raison du besoin de développement plus actif, soi-disant prédominant à cette époque, il fallait réitérer plus souvent l'usage de l'aliment.

Ici comme plus tard, comme toujours, l'activité physiologique des appareils est corrélative du développement organique, et le besoin de réparation alimentaire est proportionnel à l'activité physiogénique; elle s'exécute suivant certaines données régulières, normales, qu'il ne conviendrait certainement pas de transgresser, comme on le pratique trop communément.

Si les appareils doivent mettre un certain laps de temps à digérer les principes alibiles qui leur sont confiés, il faut aussi, d'autre part, que chaque système de l'économie fournisse sa quote-part de produits de sécrétion; les uns et les autres, après un travail régulier de quelques instants, réclament un repos proportionnel aussi, pendant lequel se complètent les élé-

ments de l'assimilation, de la nutrition et du
développement organique général : repos après
lequel ils peuvent, ils doivent de nouveau entrer en action. Eh bien ! d'après les calculs
physiologiques les plus rigoureux, l'observation la plus sérieuse prouve, qu'une période
de trois à quatre heures est précisément le
temps nécessaire, indispensable à chaque série
d'actes digestifs, de repas, et cela en raison
de la qualité essentielle de l'aliment lui-
même.

*Du calorique uniforme indispensable au
biberon physiologique.*

Une dernière et très-importante précaution,
une de celles qui contribuent à innocenter le
biberon physiologiquement constitué, c'est le
degré de caloricité indispensable et unifor-
mément applicable au mélange alimentaire, tel
que nous l'avons spécifié.

Si, d'un côté, la nature a réservé aux glandes mammaires la sécrétion du lait nécessaire
à l'alimentation du nourrisson, elle nous a
donné la preuve de cette exigence du degré
permanent de chaleur indispensable, et elle
nous prouve, que ce liquide marquant en
moyenne 28 à 32 degrés centigrades, nous ne
saurions rien faire de mieux, que de chercher à obtenir ce moyen terme de calorifica-
tion.

C'est pour vous mettre à même de satisfaire
à cette dernière condition, que nous allons essayer de vous indiquer le moyen de maintenir

facilement à ce degré de calorique le mélange alimentaire en question.

Pour atteindre ce but, les instruments les plus simples sont toujours les meilleurs : une timbale d'argent de moyenne capacité, ou un biberon en verre, modèle Charrière ou Darbo, en verre assez épais et d'une capacité de 100 à 125 grammes.

L'un comme l'autre de ces instruments, se prêtent assez facilement à cette petite opération, qui consiste à les plonger dans un récipient d'eau, maintenu à une température à peu près constante par une lampe à l'huile, appelée veilleuse, disposée dans la chambre de l'enfant, et à la portée de la mère ou de la nourrice.

Nous ferons cependant remarquer que la timbale d'argent expose souvent la mère ou l'enfant à subir trop immédiatement l'inconvénient de la concentration du calorique, de telle sorte que l'on se brûle les doigts, et que trop souvent l'enfant éprouve le même inconvénient en approchant ses lèvres : circonstance qui peut le rendre criard, craintif, et apporter des difficultés dans la satisfaction de ce premier besoin. Une fois prévenu de cet inconvé-

nient, l'enfant crie rien qu'en voyant la timbale qui lui a causé cette impression, et bientôt
la mère ou la nourrice sont tentées de faire
fausse route et d'interpréter désavantageuse-
ment les cris du nourrisson. L'allaitement
rendu par ce fait difficile, souvent impossible,
la santé de l'enfant ne peut manquer d'en
souffrir tôt ou tard.

Le biberon se prête donc beaucoup mieux à
ce genre d'alimentation, ce qui n'empêche pas
que nous devions faire certaines réserves sur
les détails de son application.

D'abord, quant à l'épaisseur qu'il présente,
c'est dans le but d'être, d'un part, moins fra-
gile ; d'autre part, de fournir à une concentration plus uniforme du calorique.

Quant à sa capacité, c'est un point sur lequel
il importe d'appeler spécialement l'attention
des mères et des nourrices.

Car, tout d'abord, bien des personnes pour-
raient supposer que la capacité de cet appareil
est calculée à l'avance, pour satisfaire à l'accomplissement de chaque repas d'un nouveau-
né. C'est précisément une erreur capitale que
nous devons signaler très-scrupuleusement,
en rappelant aux mères et aux nourrices, que

de l'avis de tous les accoucheurs et des pra-
ticens les plus accrédités ; dans les cinq à six
premières semaines, la dose du lait qui constitue le repas d'un nourrisson ne saurait impunément dépasser la moyenne de 30 à 40 grammes, n'arriver au maximum de 50 grammes que
par exception ; et que si les fabricants d'appareils ont choisi ce modèle, approuvé par les
médecins, c'est que d'une part, il permet à
l'opérateur de donner une plus grande uniformité de composition au mélange alimentaire, une répartition plus convenable du calorique, et qu'enfin il est ainsi applicable à
toutes les périodes de l'allaitation jusqu'au sevrage.

Une dernière et importante question d'hygiène alimentaire, consiste dans la précaution
de ne jamais faire réchauffer deux fois le meme
lait, qui a séjourné dans le biberon ; de ne
point l'additionner d'une dose de lait frais :
attendu que les alternatives de température,
déterminent toujours dans les éléments divers
de cette boisson, des transformations physico-
chimiques, qui nuisent à l'acte digestif de ces
faibles estomacs.

Il sera donc toujours préférable de renou-

veler chaque fois la composition alimentaire
destinée au repas de l'enfant.

La sollicitude des bonnes mères et des nourrices intelligentes, ne manquera pas de leur
faire comprendre l'importance qu'il y a à tenir
toujours très-proprement la bouteille et la té-
trelle qui la surmonte, soit en nettoyant exactement après chaque repas, le bout, soit en le
conservant dans un verre d'eau bien propre
et toujours prêt à le recevoir, après chaque
opération.

L'accomplissement de toutes ces formalités
pratiques, bien comprises des médecins, des
mères et des nourrices, religieusement obser-
vées, ne peut manquer de fournir, tôt ou tard,
la preuve qu'il est aussi facile, aussi hygiénique, d'élever un enfant à Paris, comme partout
ailleurs, soit au sein, soit au biberon.

Qu'il ne saurait être posé en principe légitime, que l'on doit anticiper, à aucun âge, sur les
procédés d'alimentation des enfants, et réaliser
ces éducations dites au demi-lait, etc. On nous
permettra, pour confirmer cette manière de
voir, d'ajouter ici qu'il est aussi ridicule de le
tenter, qu'il serait absurde à un maître de
pension, de chercher à apprendre à un élève

les opérations, la multiplication, la division,
avant que ce jeune étudiant, ne possédât une
notion exacte du nombre et de la valeur des
chiffres.

Qu'au cas échéant, la confusion qui se ferait
dans son intelligence peut, à tout aussi bon
droit, être comparée au désordre que ces aliments indigestes doivent produire dans l'estomac et dans l'économie avant leur entier
développement.

Du sevrage.

Ceci nous conduit tout naturellement à spécifier aussi les caractères essentiels des différentes périodes de l'allaitation, des conditions déterminantes du sevrage et des procédés à mettre en œuvre pour y arriver hygiéniquement et tout naturellement.

Il est toujours dangereux, imprudent de vouloir tenter le sevrage, avant la sortie des quatre premières dents au moins.

Ces appareils étant pour nous l'indice du développement corrélatif des autres organes indispensables à la digestion régulière des aliments, autres que le lait. (*Puériculture*, p. 203 et suiv.)

A cet égard, nous poserons en principe général et dûment établi, que tout enfant qui est allaité trop fréquemment, ou avec des substances plus fortes que ne le comportent son âge et son activité fonctionnelle, ne peut manquer de subir l'une des trois dispositions pathogéniques (maladives) suivantes :

1° De digérer passablement et quelquefois bien, ces produits alimentaires et de marcher droit à l'obésité physiogénique ;

2° De digérer incomplétement ces aliments, sans lésions immédiates apparentes ; ce qui le place dans les conditions prochaines du lymphatisme, la scorphule et ses mille variétés.

3° De ne pas digérer du tout les aliments dont on surcharge son estomac, ce qui le prédispose au rachitisme, à l'étisie, aux convulsions et à la mort.

Voilà le tableau, la source la plus active de ces aberrations organiques, que réalise l'ignorance des mères et des nourrices, et qui vient augmenter tous les jours cette *statistique de la mortalité des nouveau-nés*, dans les mains des meilleures mères et souvent des nourrices les plus dévouées, les plus intelligentes, donner enfin un semblant de raison à ceux qui s'élèvent impitoyablement contre ces procédés légitimes d'une éducation artificielle.

ALIMENTATION DANS LES CRÈCHES.

C'est généralement à ce résultat qu'abou-
tissent ces procédés d'alimentation pratiqués
dans les crèches, où les enfants sont, avec les
meilleures intentions du monde, alternative-
ment condamnés à faire usage d'un biberon
mal préparé, d'une bouillie intempestive ; pour
reprendre plus tard un lait naturel, il est vrai,
mais que les conditions spéciales de la mère,
rendent souvent aussi compromettant que les
autres aliments donnés dans ces établissements
charitables et sincèrement philanthropiques.

Nous ajouterons ici, qu'avec un peu de réflexion, et surtout avec les considérations
expérimentales dans lesquelles nous sommes
entrés dans ce travail, il deviendra très-facile
de remédier aux inconvénients que nous avons
signalés comme la cause, la pierre d'achoppe-
ment à l'alimentation en commun dans les
crèches les mieux organisées, les plus religieusement administrées.

Ces quelques explications contribueront peut-être à éclairer les administrations philanthropiques et à faire modifier les *desiderata* administratifs, logiques que nous venons de signaler.

Les minutieux détails dans lesquels nous nous sommes plu à entrer sur la question de l'a. limentation des nouveaux-nés, trouve sa raison d'être dans cette circonstance, que la santé, la constitution présente et future de l'homme, comme celle des autres animaux, réside tout entière dans la manière plus ou moins naturelle dont commencent et vont se perpétuant les fonctions assimilatrices, réparatrices de ces organisations encore incomplètes, délicates et fragiles.

L'expérience nous ayant péremptoirement prouvé que ces fonctions si importantes étaient trop fréquemment dénaturées, perverties, faussées, par l'ignorance respective des mères et des nourrices, par la qualité des aliments que l'on pouvait confier à ces jeunes appareils, insuffisamment constitués.

Tout le monde semble ignorer que ce sont moins les instincts et les commérages des femmes qu'il faut suivre, qu'aux lois physiologiques respectives de ces époques de la vie qu'il convient de satisfaire.

Les dissidences qui partagent la trop grande majorité des praticiens sur ces questions, ne viennent malheureusement que du manque d'éducation officielle sur toutes ces questions d'hygiène appliquée; les médecins, les sages-femmes étant condamnés, dans l'espèce, à se faire personnellement leur opinion sur les exigences physiologiques de ces différentes périodes, puisqu'il n'existe aucun enseignement officiel, aucun cours pratique de l'hygiène applicable aux nouveaux-nés.

C'est donc pour remédier à toutes ces lacunes classiques, que nous cherchons à préciser aux mères et nourrices l'administration de ces mille détails, que les auteurs qui nous ont précédé n'ont pas suffisamment spécifiés dans leurs ouvrages, croyant toujours pouvoir s'en rapporter aux instincts des jeunes mères, dont l'éducation ne commence jamais et ne finit pas. Aussi peut-on affirmer, que celles qui ont réussi dans la nourriture d'un enfant ne peuvent se flatter de réussir dans un second cas, le succès étant plus applicable au hasard qu'aux études de physiologie pratique qu'elles ont suivies.

C'est une de ces appréciations empiriques qu'il suffit de rappeler, car il n'est pas un praticien qui ignore qu'en fait de physiologie, comme en fait de thérapeutique, on ne saurait un instant oublier les questions d'idiosyncrasie, de prédispositions individuelles, en vertu desquelles les aliments, comme les médicaments, agissent indépendamment de notre volonté, mais toujours dans le sens des aptitudes organiques, constitutionnelles, particulières à chaque personne. C'est à ces circonstances que l'auteur des Aphorismes a fait allusion dans son axiome :

Experientia fallax, judicium difficile.

(L'expérience est trompeuse, le jugement toujours difficile.)

CONCLUSION

Nous terminerons ici les différentes appréciations que nous voulions présenter aux mères
et aux nourrices, sur les détails spéciaux de
l'allaitement, tant par les mères, les nourrices, que par le biberon; notre but ayant été
d'appeler par anticipation l'attention du public
sur les avantages et les inconvénients de l'allaitement précipité, anticipé ou trop abondant.

En effet, l'expérience journalière démontre
que les excitations produites sur les appareils
digestifs par ces aliments ne concourent qu'à
susciter une fonctionnalité maladive, dont les
premières conséquences sont l'hypertrophie du
foie, des amygdales, des ganglions entéro-mé-
sentériques, l'hypersécrétion de ces appareils ;
aussi les nouveaux-nés soumis à ces procédés
d'alimentation anormale, antihygiénique, offrent bientôt des angines aiguës qui prédis-
posent à la dipthérie ou croup, la diarrhée, et
sont condamnés à des évacuations alvines et

urinaires des plus fréquentes. Loin de profiter aux enfants, elles les épuisent, les détériorent, en leur préparant pour l'avenir la succession de toutes les diathèses vermineuses, herpétiques, scorphuleuses, rachitiques, arthritiques et tuberculeuses, etc., etc.

Les nouvelles considérations hygiéniques ou scientifiques dans lesquelles nous chercherions à rentrer à ce sujet n'auraient que l'inconvénient de la répétition, puisqu'elles ont été assez longuement et philosophiquement exposées dans le *Code des jeunes mères*, édition 1860, et physiologiquement déduites et commentées dans le *Traité de la Puériculture*, édition de 1866.

Pour compléter ce traité pratique du nouveau guide, nous croyons indispensable de résumer notre enseignement dans les propositions suivantes :

CONSEILS AUX NOURRICES.

1° Pendant les six ou huit premiers mois de a vie, l'enfant se trouvera parfaitement satisfait de l'usage exclusif du sein de sa mère ou de sa nourrice, de 4 en 4 heures. La régularité dans ce cas est un élément de succès.

2° Si, pour une cause ou pour une autre, l'enfant se livrait à des cris exagérés ou semblait en proie à quelque excitation insolite, mieux vaut cent fois lui donner une tisane calmante, émolliente (mauve, coquelicot, blanchie de lait, très-légèrement sucrée), que de lui accorder le sein.

3° Procéder constamment et journellement à la toilette de l'enfant (nettoyage, habillement, emmaillottage) avant de lui donner le sein.

4° Sauf les cas exceptionnels, laissés à l'appréciation des médecins ou des sages-femmes, ne rien ajouter à l'alimentation des nourrisons avant la sortie des premières dents.

5° A partir de cette époque seulement, accorder, avec une très-grande circonspection, une légère bouillie, panade ou biscotte, bien cuite, très-légère, modérément salée et très-légèrement sucrée.

6° Accompagner ce régime additionnel et transitoire de l'usage du sein, dans une mesure plus restreinte, afin d'en conserver la ressource, jusqu'à la fin de la première dentition ou la sortie des huit premières dents au moins.

7° Pendant toutes ces périodes, veiller attentivement à ce que les fonctions intestinales s'accomplissent facilement et très-régulièrement.

8° Remédier, le cas échéant, à la constipation ou à la diarrhée par de petits bains tièdes, des lavements émollients, huileux et mucilagineux. Tenir aussi très-grand compte de la régularité relative de ces mèmes fonctions chez la mère ou la nourrice.

9° Les nourrices doivent, en général, être sobres, éviter les impressions, physiques ou morales, profondes, se soustraire autant que possible aux émotions de peine ou de joie.

10° Ne jamais changer trop brusquement

ses habitudes hygiéniques ordinaires ; ne se livrer qu'avec toute réserve à des travaux en rapport avec leur force, leur santé et les habitudes antérieures à leurs conditions de nourrice.

11° Les nourrices qui se placent sur lieux, doivent s'attacher essentiellement à ne pas modifier trop brusquement leurs habitudes champêtres, ne pas se soumettre à un régime trop riche, trop excitant, comme le leur offrent trop communément les familles dans lesquelles elles . se trouvent.

12° Subir l'action de l'air et de la lumière solaire, en se livrant à des distractions en harmonie avec leur santé, leur caractrèe, dans le but de ne point s'échauffer et de ne point ralentir l'activité fonctionnelle des organes digestifs, ce qui serait de nature à diminuer ou à altérer le lait.

13° S'attacher avec la plus grande sollicitude à ne pas présenter le sein à l'enfant, à chaque cri qu'il jette, ou à chaque mouvement d'impatience qu'il peut exprimer, soit dans le but de l'apaiser ou dans le plus spécieux prétexte, mais aussi plus dangereux motif, de paraître s'occuper plus activement du nourrisson qui lui est confié.

14° Donner à l'enfant l'exercice à l'air et au soleil, en tenant compte de sa force ou de sa faiblesse, ainsi que des dispositions spéciales d'humidité, de froid ou de chaleur atmosphériques, suivant les climats et les saisons.

15° Lui ordonner ses repas et son sommeil, avec la plus rigoureuse observation, suivant l'âge et le degré de développement.

16° Apporter la plus sévère attention aux soins de propreté des différentes parties du corps.

17° Ne laisser séjourner sur aucun point de la peau aucune matière fécale, aucun linge imprégné d'urine ou de quelques produits d'excrétions que ce soit.

18° Ne jamais laisser croître sur la face ou toute autre partie du corps, notamment au cuir chevelu ou derrière les oreilles, de ces dépôts crustacés, appelés croûtes laiteuses, gourmes ou chapeaux, et surtout de ne point supporter l'existence de parasites (poux) soit spontanés ou étrangers.

19° Pour faire disparaître ces différents accidents, laver les parties avec de l'eau tiède légèrement savonneuse; prendre au préalable la précaution de les dissoudre avec des corps huileux, gras, simples, et, dans l'un comme dans l'autre de ces soins, éviter de laisser persister toute trace d'humidité ou des corps gras employés, en les essuyant minutieusement avec des linges fins et chauds.

20° Tenir les enfants dans des milieux tempérés, dans des appartements bien aérés, où les rayons du soleil arrivent facilement et abondamment.

21° Ne jamais les couvrir outre mesure, pendant qu'ils dorment, soit en fermant les rideaux du lit, soit en les surchargeant d'édredons ou de couvertures qui empêchent l'air de se renouveler autour d'eux.

22° Il n'est pas de circonstance qui puisse autoriser une nourrice à tenir son enfant dans son propre lit, et moins encore à l'y souffrir une nuit entière, le sein dans la bouche.

23° Proscrire impitoyablement l'usage de ces suçons confectionnés de linge, contenant du pain et du sucre ou toutes autres substances alibiles ou non.

24° Le maillot doit être confectionné avec des étoffes douces et un peu chaudes pendant l'hiver, ne jamais être trop serré, donner, autant que possible, de la liberté aux bras et aux mains, à moins que quelque cas particulier n'exige qu'il en soit autrement.

25° Se méfier de l'inconvénient qui résulte de l'emploi des épingles, car souvent, par leur présence, elles peuvent occasionner des cris auxquels les nourrices peuvent se méprendre.

26° Proscrire énergiquement de l'alimentation des tout jeunes enfants, les gâteaux et les sucreries de tous genres. Les cerises, les pommes, avant leur complète maturité.

27° Ne plus croire à ces dictons populaires, surannés, que les vomissements soient un état indifférent, et qu'ils puissent coïncider avec un développement facile et régulier du nourrisson. (Bien rendant, bien venant, disent certaines nourrices.)

28° Rien ne prouve, physiologiquement au moins, que, par une alimentation anticipée et trop prématurée, on puisse remédier aux éventualités maladives du père ou de la mère, ni même que l'on puisse parer au ralentissement de la sécrétion lactée de la nourrice.

29° Ne jamais droguer ni médicamenter les jeunes enfants, sans l'assentiment du médecin ou de la sage-femme.

30° Quand les enfants sont soumis à l'allaitement artificiel par le biberon, toutes les précautions précédentes sont de la plus rigoureuse observation.

31° Tenir autant que faire se pourra à lui donner le lait de la même vache, en prenant le soin de le lui couper toujours au même degré, sauf à tenir compte de son développement périodique.

32° Une des circonstances qui contribuera à diminuer les incompatibilités digestives des laits étrangers, c'est d'éviter de les faire préalablement bouillir.

33° Mieux est d'opérer le mélange alimentaire à chaque repas avec du lait nouveau auquel on ajoute le sel et le sucre dans les proportions réglementaires.

34° Dans ce mode d'allaitement, le mélange alimentaire doit toujours présenter un degré constant de température et une uniformité absolue de composition.

35° On satisfait à cette indication en dosant exactement les éléments constituants, en les puisant à la même source et en les tenant à l'action d'un bain-marie, sur une veilleuse disposée à cet effet.

36° La quantité de l'aliment doit aussi offrir

une moyenne proportionnée à l'âge, la force ou la faiblesse du nourrisson.

37° Dans tous les cas, ce mélange alimentaire doit toujours être salé, et ne doit pas être sucré au delà des limites qui le rapprochent du lait maternel ou de l'animal qui le fournit, sous peine d'exciter outre mesure l'activité des fonctions gastriques et de nuire à celle des fonctions intestinales.

38° Ici, comme dans l'alimentation par la mère ou la nourrice, tenir compte de l'apparition des dents, pour augmenter et modifier l'alimentation primitive.

39° Les grands bains tièdes sont d'un important secours pour parer aux premières manifestations maladives des jeunes enfants, surtout pendant les périodes de la dentition.

40° Tous les appareils qui doivent servir à ce mode d'alimentation doivent être tenus avec la plus grande propreté.

ALF. CARON.

Paris, mai 1873.

TABLE

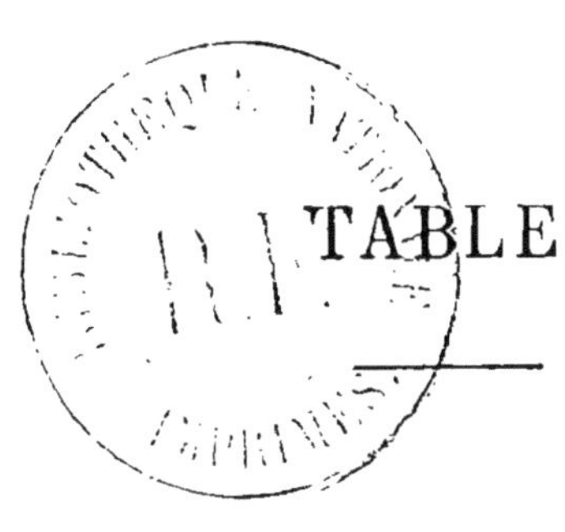

FIN DE LA TABLE.

CLICHY. — Imprimerie Paul Dupont, rue du Bac-d'Asnières, 12.

www.ingramcontent.com/pod-product-compliance
Ingram Content Group UK Ltd.
Pitfield, Milton Keynes, MK11 3LW, UK
UKHW020320130726
13696UKWH00003B/1125